TRAITEMENT DES LÉSIONS

DE

L'ANSE INTESTINALE ÉTRANGLÉE

PAR

F.-A. MAIRE

DOCTEUR EN MÉDECINE

ÉDITEURS

A. STORCK | G. MASSON
LYON | PARIS

1895

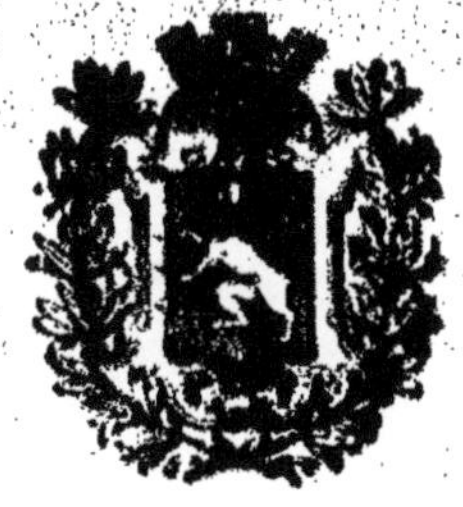

TRAITEMENT DES LÉSIONS

DE

L'ANSE INTESTINALE ÉTRANGLÉE

PAR

F.-A. MAIRE

DOCTEUR EN MÉDECINE

ÉDITEURS

A. STORCK | G. MASSON
LYON   PARIS

1895

INTRODUCTION

Au cours d'une kélotomie, il est assez fréquent de trouver l'anse intestinale lésée. Ces cas diminueront de fréquence à mesure que la kélotomie sera pratiquée de meilleure heure. Le taxis forcé à deux, quatre, six mains, préconisé par Gosselin, n'était pas autrefois sans favoriser la production des diverses lésions; la suppression absolue de ce procédé nous semble une des meilleures conquêtes de la chirurgie actuelle. Malgré cela, le médecin n'est souvent appelé que tard auprès des malades; la longueur des moyens de transport en certains pays peut empêcher aussi une intervention rapide. Nombreux sont encore les cas où l'étranglement date de vingt-quatre heures, deux jours et même davantage. Dans ces cas, l'intestin est presque toujours altéré. Nous limiterons strictement notre étude à la thérapeutique pratique de ces différentes lésions.

Nous étudierons au cours de ce travail :

1° L'anus contre nature spontané;
2° Les sections ou perforations intestinales;
3° Les gangrènes;
4° Les paralysies de l'intestin.

MAIRE.

Avant de terminer ce travail, nous tenons à remercier M. le professeur agrégé Jaboulay qui nous a permis, par sa bienveillante direction, de le finir.

M. le professeur Maurice Pollosson nous donne un nouveau sujet de reconnaissance en voulant bien accepter la présidence de cette thèse. Qu'il soit assuré de notre entier dévouement.

Nous tenons aussi à remercier MM. les Docteurs Villard et Loison qui nous ont communiqué, avec beaucoup de bienveillance, quelques observations inédites.

CHAPITRE II

Sections de l'anse intestinale

§ I. — *Section de l'anse en un point limité*

Les sections ou perforations simples de l'anse peuvent avoir un double mécanisme.

Quelquefois c'est une blessure accidentelle survenant au cours de l'opération, produite par le bistouri, ou bien une rupture au moment de la déchirure des adhérences qui unissent l'anse au sac.

Ordinairement, les sections ou perforations résultent de l'étranglement lui-même, et sont dues à des phénomènes intimes de mortification cellulaire (Cornil et Tchistovitch). Extérieurement cependant, la section des membranes est nette « toutes les tuniques, dit Gosselin, semblent être coupées mécaniquement, sans que pour cela il y ait gangrène autour de la solution de continuité. »

Le traitement de ces lésions limitées est relativement simple. Il faudra les fermer avec soin par une enterrorraphie latérale.

une conséquence forcée de la rupture de ces adhérences. Nous relatons dans nos observations un cas où le chirurgien, ayant tenté la résection, vit le pus du phlegmon, au moment des adhérences, pénétrer dans la cavité péritonéale. Malgré une laparatomie immédiate avec toilette péritonéale, une péritonite aiguë amena rapidement la mort. Il aurait fallu simplement inciser le phlegmon et ne rien toucher au collet ni au sac; des adhérences auraient continué à se faire, et il en serait résulté une fistule stercorale.

« Si on voulait à toute force, dit M. Jaboulay, faire dans ces cas la résection, il faudrait inciser la paroi abdominale au-dessus de la hernie, pincer les deux anses situées au-dessus et au-dessous de la hernie, et lavant ensuite le sac et son contenu, le faire passer au dehors en prolongeant l'incision sur lui. C'est là la seule façon de ne pas inoculer le péritoine. »

CHAPITRE PREMIER

Anus contre nature spontané
Phlegmon stercoral

Il arrive quelquefois que des adhérences protectrices ont fixé solidement les deux bouts de l'intestin aux environs de l'orifice herniaire au moment où l'anse étranglée se perfore et se gangrène. Il se forme alors un anus contre nature avec phlegmon herniaire ; le péritoine est protégé contre l'irruption des matières épanchées dans le sac herniaire, par les adhérences déjà créées. L'intestin est d'ordinaire coupé au collet, aussi les deux bouts ne viennent pas s'insérer directement à la peau comme dans les anus chirurgicaux.

Ces cas, bien que rares, sont intéressants à connaître. Ils nécessitent un traitement spécial qui doit seul être pratiqué à l'exclusion de tous les autres. On devra se contenter dans ces cas d'inciser le phlegmon herniaire, en respectant avec soin les adhérences déjà formées ; l'anus contre nature déjà établi ne sera traité que dans la suite, après disparition des accidents. L'infection péritonéale est

Les premières observations de cette méthode de traitement remontent à Huguier ; elle fut pratiquée ensuite par Astley Cooper, Laurence, Gibson, Cloquet, Laugier, Gély, Jobert. Dans sa thèse, Barette (1) en a réuni vingt-quatre observations, suivies, dans vingt et un cas, de guérison.

Jusqu'ici les sutures ont toujours été faites au fil. Berger recommande la suture Lembert, en ayant soin de placer autour de la perforation un nombre de points suffisants pour l'oblitérer entièrement ; on peut la consolider par une suture en bourse ne comprenant que la séreuse, établie autour de la ligne de réunion obtenue par le premier rang des sutures.

M. le D' Faure propose de réunir les deux lèvres de la plaie au moyen d'une pince spéciale placée dans la lumière intestinale et qui s'éliminerait comme un bouton de Murphy. Des expériences faites avec le D' Suarez sur le cadavre semblent démontrer la solidité et la valeur de ce procédé (2).

On passe à travers la perforation une pince à ressort appropriée, dont les mors, en affrontant les lèvres de la plaie, l'oblitèrent complètement. Il faut avoir plusieurs modèles de pinces et en prendre une dont les mors soient un peu plus longs que la plaie. On introduit la pince dans la lumière intestinale à travers la perforation. Quand la pince est dans l'intestin, les mors dirigés parallèlement à la plaie, on l'ouvre en pressant, à travers les parois de l'intestin, sur l'arc flexible qui supporte les mors. Puis,

(1) Barette : Thèse de Paris, 1883.

(2) Faure : Sur une méthode nouvelle d'oblitération des plaies de l'intestin. Société anatomique, 12 avril 1893.

avec une pince à disséquer, on introduit ou on fait introduire par un aide, entre les mors béants, les lèvres de la plaie qui viennent s'appliquer par leur muqueuse contre la face interne des mors et s'adossent l'une à l'autre par leur séreuse. On interrompt alors la pression des doigts ; la pince se referme et les deux surfaces séreuses sont parfaitement accolées.

Ce procédé simple, facile, permettant l'affrontement parfait des séreuses, n'est pas encore entré dans la pratique, mais il ne peut donner que d'excellents résultats.

§ II. — *Sections larges et étendues de l'anse.*

Le traitement de ces lésions est le même que celui des gangrènes étendues. Nous renvoyons pour son étude au chapitre où nous traitons ce sujet.

CHAPITRE III

Gangrènes de l'anse

La gangrène de l'anse herniée peut être :

1° Douteuse ;
2° Limitée ;
3° Certaine et étendue.

Nous ne nous arrêterons pas sur les gangrènes limitées qui doivent être soignées comme les sections limitées par l'extéroplastie, soit avec les sutures ordinaires, soit avec la pince de Faure. (Voir plus haut).

Dans les cas où la gangrène est simplement douteuse, on se contentera, ou bien de fixer l'anse au sac par un ou deux points séreux, de façon à pouvoir la surveiller, ou bien d'enterrer la plaque suspecte par quelques points séro-séreux suivant le procédé d'entérorraphie que nous décrirons dans un instant, à propos des gangrènes étendues.

Nous avons à aborder maintenant la partie importante de notre travail, le traitement à établir en présence d'une vaste gangrène.

D'une façon générale, deux grands modes de traitement ont été préconisés. Ou bien, fixer à l'extérieur l'intestin malade : c'est l'anus contre nature. Ou bien, le réduire dans l'abdomen après en avoir suturé les deux bouts par un procédé quelconque d'entérorraphie (εντερον, intestin ; ραφη, suture).

Nous verrons, en étudiant en détail ces différentes méthodes, les discussions nombreuses auxquelles elles ont donné lieu. Les uns, recherchant des résultats immédiats, voulant une opération aussi courte que possible, préconisaient l'anus contre nature. D'autres, préférant une opération plus radicale, proposaient la suture après résection, toutes les fois que les forces du malade pouvaient lui faire supporter une opération assez longue. D'autres enfin, à l'exemple de Bouilly, pratiquaient une méthode mixte, procédé de transition consistant à faire une suture circulaire presque complète, en ménageant toutefois une petite ouverture, que l'on fixe aux parois du sac herniaire, de manière à former une fistule stercorale qu'on traitait par une seconde opération. C'est ce que Barette (Th. Paris, 1883) appelle la « suture en deux temps ».

Quand nous aurons ajouté que quelques chirurgiens se contentaient, après le Dʳ Martinet, de faire une simple entérorraphie séro-séreuse sans résection, nous aurons indiqué l'ensemble des procédés qui se partageaient la faveur des chirurgiens jusqu'à ces derniers temps. Une découverte récente, celle du bouton de Murphy, semble devoir révolutionner cette partie de la thérapeutique chirurgicale, en nous donnant un procédé de suture aussi sûr, et surtout plus rapide que les procédés anciens, permettant d'opérer dans le minimum de temps possible.

L'analyse des différentes méthodes nous conduit donc à établir cinq procédés de traitement que nous allons étudier séparément.

1° L'anus contre nature ;

2° L'entérorraphie séro-séreuse sans entérectomie, ou opération de Martinet ;

3° L'entérorraphie immédiate après entérectomie ;

4° La méthode mixte de Bouilly ;

5° L'entéro-anastomose au moyen du bouton de Murphy.

§ 1. — *Anus contre nature.*

C'est Littre (1) qui a le premier formulé, en 1700, l'indication d'établir un anus contre nature, en présence d'une gangrène étendue de l'anse herniaire. Cette opération, qui ne fait qu'imiter un processus de guérison naturelle de la gangrène herniaire, devait être longtemps la seule employée en thérapeutique d'une façon courante, à une époque où l'infection péritonéale presque certaine faisait, avec raison, redouter toute intervention qui aurait eu pour but de restaurer immédiatement le segment compromis du tube digestif. Et cependant quelques années seulement après la découverte de Littre, Morand avait, dans un mémoire, relaté une observation où l'intestin avait été rétabli immédiatement dans la continuité par une suture après résection (2). Ce cas était dû à Ramdohr

(1) Littre : *Mémoires de l'Académie des sciences*, 17 août 1700.
(2) Morand : *Mémoires de l'Académie de médecine*, 1730.

(de Wolfenbuttel). Ce chirurgien créait ainsi de toutes pièces une opération dont la vogue devait être plus tard assez considérable pour rivaliser avec l'anus contre nature, et qui, grâce aux modifications apportées par le bouton anas-tomotique, la supplantera bientôt d'une façon définitive.

La découverte de l'antisepsie, et, plus tard, celle de l'asepsie, permirent, en effet, aux chirurgiens de tenter la restauration précoce de la continuité de l'intestin interrompue par la gangrène. Les premiers essais dans cette voie faits par Kocher (1), de Berne, qui publiait deux cas de résection et de suture de l'intestin pour gangrène herniaire, suivies de guérison, furent imités par Madelung (2), par Rudygier (3) et Juilliard (4). Le huitième congrès des chirurgiens allemands, qui fut saisi de la question, se montra peu favorable à l'entérorraphie, que de nouvelles recherches cependant continuèrent à perfectionner. Czerny (5), Gussenbauer assuraient par leurs procédés la solidité des sutures.

Depuis lors, bien des auteurs ont pris parti pour ou contre chacune des deux grandes méthodes. C'est ainsi que nous voyons Neuber (6), Follet (7), Kocher (8), Carson (9), Chwat (10), Casini (11), Hagemann (12),

(1) Kocher : *Siebenter Congress der deutschen Gesellschaft für Chir.*
(2) Madelung : *Arch. f. Klin. Chir.*
(3) Rudygier : *Berliner Klin. Wochenschrift, 1881.*
(4) Juilliard : *Rev. méd. de la Suisse romande, 1882.*
(5) Czerny : *Berliner Klin. Wochenschrift, 1880.*
(6) Neuber : *Berl. Klin. Woch., 1884.*
(7) Follet : *Bull. méd. du Nord, 1885.*
(8) Kocher : *Correspondenzblatt für schw. Aerzte, 1886.*
(9) Carson : *Journ. of Amer. med. Assoc., 1886.*
(10) Chwat : *Gaz. lekarska, 1888.*
(11) Casini : *Giorn. intern. delle sc. med., 1889.*
(12) Hagemann : *Deutsche med. Woch., 1889.*

Willy Sachs (1), Lukowicz (2), Hofmokl (3), préconiser l'entérorraphie primitive circulaire. En France, Chaput (4), Jaboulay (5) insistaient aussi sur la supériorité de l'entérectomie sur l'anus contre nature. Cette dernière opération a encore eu, cependant, jusqu'à ces derniers temps de chauds partisans, parmi lesquels nous devons citer Reichel (6), Bergmann (7), Korte (8), Bardeleben (9), Banks (10), Koch (11), Hahn (12), Haenel (13). M. Berger, dans son article du traité de chirurgie, conseille encore l'établissement d'un anus contre nature dans un grand nombre de cas.

Nous n'insisterons pas beaucoup sur le manuel opératoire à suivre en pareil cas. Il faudra prendre soin de fixer les orifices intestinaux directement à la peau, et non simplement au péritoine pariétal, de façon à ce que les deux anses parallèles viennent s'ouvrir côte à côte, et que les parois contiguës des deux bouts constituent une cloison se prolongeant jusqu'à la peau. L'existence de cette cloison rendra plus facile l'entérectomie consécutive. Un anus chirurgical bien établi doit être caractérisé par l'absence d'infundibulum, par la longueur du trajet intra-

(1) W. Sachs : *Centralbl. f. Chir.*, 1890.
(2) Lukowicz : *Arch. f. Klin. Chir.*, 1890.
(3) Hofmokl : *K. K. Gesellsch. d. Aerzte in Wien*, 1891.
(4) Chaput : *Arch. gén. de médecine*, mai 1891.
(5) Jaboulay : *Lyon médical*, 29 novembre 1891.
(6) Reichel : *Berl. Klin. Woch.*, 1881.
(7) Bergmann : *Deutsche med. Woch.*, 1883.
(8) Korte : *Soc. de méd. de Berlin*, 1883.
(9) Bardeleben : *Berl. Klin. Woch.*, 1883.
(10) Banks : *Med. Times and Gazette*, 1883.
(11) Koch : *Deutsche Zeitschr. f. Chir.*
(12) Hahn : *Berl. Klin. Woch.*, 1887.
(13) Haenel : *Arch. f. Klin. Chir.*

pariétal, occupé par les adhérences qui rendent facile la dissection sans ouvrir la poitrine, et par leur éperon saillant, long, mince, non divergent.

Les soins post-opératoires, en cas de survie, devront être établis de la façon suivante : prévenir le phlegmon stercoral par des soins antiseptiques ; relever les forces du malade par une nourriture abondante et des injections par le rectum ; éviter l'érythème cutané par des onctions de vaseline et des pansements isolants.

L'anus contre nature n'aura que peu de tendance à guérir spontanément. La diète (Lapeyronie, 1743), la méthode Trélat consistant à donner un purgatif dans les six jours et de l'opium les jours intermédiaires, sont des moyens infidèles sur lesquels on ne peut compter.

Nous n'avons pas à décrire ici les traitements chirurgicaux de l'anus contre nature : entérotomie et anaplastie, ou bien entérectomie secondaire. Ces traitements devront être faits le plus tôt possible, dès que la santé générale est assez satisfaisante pour permettre au malade de supporter l'opération. Cette opération devra être précoce, surtout s'il s'agit d'un anus siégeant sur une partie élevée de l'intestin (1).

Il nous reste à examiner quels sont les résultats de cette méthode, quels sont ses avantages et ses inconvénients.

Les avantages tout d'abord. Un seul nous frappe ; sa rapidité qui semble mettre au minimum le schock opératoire, et que ses partisans ont bien su d'ailleurs opposer à

---

(1) E. Jeannin : *De l'entérorraphie circulaire appliquée au traitement des anus contre nature d'origine herniaire* (Th., Lyon, 1894).

la longueur des sutures intestinales, qui les rendent impossibles chez les malades trop affaiblis. Mais à côté de cet avantage, que d'inconvénients et de dangers avec lesquels il faut compter. Sans parler de la mort immédiate qui, selon les statistiques que nous allons citer, est au moins aussi fréquente qu'après l'entérorraphie, le malade est exposé à tous les inconvénients du phlegmon herniaire, à l'affaiblissement graduel par insuffisance d'alimentation si l'anus contre nature est placé sur une portion élevée du petit intestin. « Après l'anus contre nature, dit Delbet dans la *Gazette des hôpitaux* de 1893, si le malade ne meurt pas, il est loin d'être guéri. Il est exposé à des accidents inflammatoires du côté de son anus artificiel. Il est exposé à mourir d'inanition si cet anus siège sur une partie élevée de l'intestin grêle. Il est en outre porteur d'une infirmité dégoûtante, dont il ne pourra être débarrassé qu'au prix d'opérations multiples et sérieuses. Peut-être sera-t-on obligé de lui faire plus tard une entérectomie et une entérorraphie. »

D'ailleurs les statistiques d'anus contre nature donnent une mortalité considérable, si l'on envisage les résultats complets à longue échéance ; les résultats immédiats postopératoires sont en effet supérieurs dans beaucoup de statistiques. Les cas mortels augmentent très rapidement dans les semaines et dans les mois qui suivent l'opération, tant par le fait de l'inanition et de l'affaiblissement graduel qui résultent de la nutrition insuffisante et de la perte des matières, que par l'intervention chirurgicale que nécessite la cure de l'anus contre nature. Que nous enseignent, en effet, les différentes statistiques de Madelung, Rydygier, Barrette, Reichel, Banks, Carson,

Haenel, qui ne nous donnent que le résultat immédiat ?
La mortalité y est en général beaucoup moins considérable
que dans les autres méthodes, et en particulier que dans
l'entérorraphie après résection. Ces succès apparents
sont trompeurs ; consultons les statistiques publiées par
Mikulicz, et qui donnent les résultats définitifs (1).

Sur 175 cas de hernies gangrenées qu'il a réunis, l'anus
contre nature a été pratiqué 94 fois se répartissant ainsi :

Guérisons : 22 ;

Décès : 72.

Ce qui donne une mortalité de 76 0/0.

La statistique personnelle du même chirurgien contient
7 cas d'anus contre nature qui se sont tous terminés
fatalement.

Ces résultats sont très peu encourageants. Nous allons
étudier les autres méthodes qui ont été préconisées, et qui,
dans leur ensemble, semblent donner de meilleurs
résultats.

Actuellement, nous ne voyons qu'une indication bien
nette de l'anus contre nature, c'est quand il est tout préparé
par le phlegmon herniaire avec adhérences intestinales à
la paroi. Peut-être, encore, l'existence d'une gangrène
très étendue portant sur l'anse entière nécessitera-t-elle
l'établissement d'un anus contre nature. Dans ces cas, on
étudiera avec soin l'état général du malade ; et comme les
accidents infectieux avec collapsus et l'état général grave
en sont le cortège habituel, on sera souvent obligé d'avoir
recours à l'intervention minimum, c'est-à-dire à l'anus
contre nature.

(1) Mikulicz : Congrès des naturalistes et des médecins allemands,
1881.

§ II. *Entérorraphie séro-séreuse sans entérectomie ou opération de Martinet.*

Le 24 janvier 1894, M. Piéchaud citait, à la Société de Chirurgie, un cas de hernie étranglée opérée par un collègue, le docteur Martinet, cas dans lequel « l'anse herniée très distendue présentait sur la convexité une bande de sphacèle longue de 9 centimètres et large de 2 centimètres ». Le traitement, relativement simple, avait consisté à faire une entérorraphie en invaginant la plaque gangrenée dans l'intestin, par une suture séro-séreuse. Cette observation fut ensuite relatée tout au long par Chaput ; l'opération avait été faite à la fin de janvier 1893.

M. Piéchaud (24 janvier) cite un cas de guérison par un procédé identique. Il s'agit « d'une entérocèle crurale avec une escarre transversale couleur feuille-morte, mesurant 2 centimètres de long sur 1 centimètre de large ; au-dessous, une autre beaucoup plus petite comparable au volume d'une lentille et très exactement arrondie. » L'opération fut analogue à celle de Martinet : la plaque de gangrène rentrée dans l'intérieur de l'intestin, par ce qu'il désigne sous le nom de procédé du tout à l'égout.

M. Guinard (1) cite, cette même année, deux nouvelles observations avec guérison. Dans la première observation, on avait un sillon de 2 millimètres de largeur, occupant les 4/5 de la circonférence de l'intestin grêle, présentant deux petits orifices par où sortaient des gaz et des liquides

---

(1) Guinard : *Bulletin thérapeutique*, 1894.

intestinaux. Dans le second cas, l'intestin présentait une plaque de sphacèle des dimensions d'une pièce de deux francs.

Le 23 mars 1894, M. le docteur Jaboulay pratiquait à l'Hôtel-Dieu une opération analogue que nous donnons dans nos observations et qui n'a pas encore été publiée.

Nous relatons aussi une observation que le docteur Loison a bien voulu nous communiquer.

En Allemagne, cette opération est connue sous le nom d'opération de Lindner (1891). M. Chaput dit que Daviers et Boeckel sont cités dans la thèse de Barette comme ayant employé un même procédé, le premier en 1869, le second en 1875. Enfin, dans le travail de Dagot, en 1891, il est question d'une observation analogue.

Ce procédé, sans doute, n'a pas été employé par le docteur Martinet pour la première fois. Le mérite de ce chirurgien est de l'avoir appliqué non plus comme suture de précaution contre une perforation imminente ou comme procédé d'entéroplastie pour les sections limitées, mais comme traitement des escarres étendues (9 centimètres de longueur sur 2 centimètres de largeur dans le cas de Martinet).

Cette idée de Martinet d'enfouir la plaque de gangrène dans l'intérieur de l'intestin est assez ancienne. Voici ce que dit Astley Cooper, dans son *Traité des hernies* : « Si la portion sphacélée était très petite et située au centre d'un tissu parfaitement sain, je réduirais l'intestin à l'orifice du sac, j'appliquerais celui-ci sur la partie gangrenée dans l'espoir que des adhérences s'établiraient entre le sac et l'intestin, et que l'escarre serait éliminée par l'intérieur du canal intestinal. Il cite ensuite des observations d'entérorraphie latérale peu explicites. ne portant que sur des perforations de 1 centimètre de diamètre.

Des cas analogues se trouvent encore cités par Judrin (1). Les cas de Daviers (2), de Bœckel (3) sont à peu près semblables.

Voici les conclusions de la thèse de Pissot : « Si la gangrène est d'étendue moyenne, et si le diamètre de l'escarre reste au-dessus de 1 centimètre, faire un anus artificiel. Si la gangrène est d'étendue restreinte et si les dimensions de l'escarre ne dépassent pas 1 centimètre, si d'autre part les parties voisines sont parfaitement saines, faire la suture. »

L'étude de ces observations antérieures laisse donc intact le mérite de Martinet, d'avoir appliqué cette méthode aux perforations étendues.

Le manuel opératoire est relativement des plus simples. Il faut, dit Guinard, « placer sur toute l'étendue de l'anneau de sphacèle une série de sutures à la soie à points séparés. en ayant soin de ne pas perforer la muqueuse intestinale et en restant dans les tissus sains, de façon qu'après avoir adossé deux surfaces péritonéales au-devant de l'anneau sphacélé, ce dernier soit tout entier contenu en saillie dans la cavité intestinale. Faire, en outre, un second plan de sutures séro-séreuses, au delà du premier, de sorte que la cavité sphacélée doit faire à l'intérieur de la cavité intestinale un bourrelet circonférentiel analogue à un diaphragme optique. »

(1) Judrin : *Semaine médicale*, 13 août 1898.
(2) Daviers, d'Angers, cité par Pissot.
(3) Bœckel : *Gazette médicale de Strasbourg*, 1875.

Le mécanisme de la guérison est simple. Des adhérences séro-séreuses rétablissent la continuité de l'intestin, pendant que la portion invaginée se sphacèle, tombant à mesure dans le canal intestinal.

Un inconvénient grave de cette méthode peut être le rétrécissement ultérieur, surtout s'il s'agit de plaques de gangrène circulaires ou perpendiculaires à l'axe de l'intestin. La pratique conseillée par M. le docteur Jaboulay semble la meilleure à appliquer en pareil cas. Il faut pratiquer quelque chose d'analogue au procédé Heinecke-Mikulicz pour les pyloroplasties. Supposons une plaque de gangrène à direction longitudinale. Au lieu de faire des sutures perpendiculaires, ce qui amènerait un rétrécissement ultérieur de l'intestin, on opérera ainsi : rapprocher les deux extrémités du grand diamètre par un fil de suture parallèle à ce diamètre ; la plaque devient alors transversale, et on la suture comme dans le procédé de Martinet par une double rangée de points séro-séreux.

Nous avons donc là un procédé simple, facile et rapide, qui a donné jusqu'ici d'assez brillants résultats et qu'il serait désirable de voir employer plus souvent. Il ne nécessite qu'une instrumentation très simple, et ne demande que quelques minutes pour son exécution.

Il nous est difficile de faire actuellement une statistique prouvant d'une façon irréfutable la valeur de ce procédé. Les cas sont rares où ce procédé a été appliqué à des cas de gangrène étendue, les seuls qui nous occupent actuellement, et pour lesquels on aurait été autorisé à faire une résection intestinale ou un anus contre nature.

Les cas que nous connaissons en France sont au nombre de huit, se répartissant ainsi :

Un cas du docteur Martinet ;

Deux cas du docteur Guinard ;

Deux cas du docteur Piéchaud ;

Deux cas du docteur Jaboulay ;

Un cas du docteur Loison.

Les cinq premiers de ces cas ont été publiés l'année dernière. Les trois derniers sont inédits. (Voir observations VI et VII).

Sur ces huit cas, on ne trouve que deux cas de mort, et six cas de guérison. Ces chiffres nous semblent assez éloquents par eux-mêmes, pour nous montrer la supériorité de cette opération sur l'anus contre nature.

Nous nous rattacherions assez volontiers aux conclusions que donne M. Guinard dans son article du *Bulletin de thérapeutique*.

« Le procédé de Martinet, bénin, facile à exécuter et radical, doit entrer dans la pratique courante non seulement pour les taches punctiformes, les perforations peu étendues et les plaques ne dépassant pas 1 centimètre de diamètre, mais même pour de larges escarres de la dimension d'une pièce de 2 francs et d'une longueur de neuf centimètres, ou pour des escarres circulaires mais étroites occupant toute la circonférence de l'intestin.

« Ce procédé du tout à l'égout rendra les plus grands services et donnera en chirurgie une véritable sécurité lorsque par place les parois de l'intestin paraîtront suspectes. Avant d'opérer la réduction, il sera aisé d'enterrer les plaques menaçantes sous un double plan de sutures séro-séreuses à la soie. »

Ces conclusions nous paraissent très légitimes. Aussi croyons-nous que cette opération devra être dans l'avenir plus souvent tentée qu'elle ne l'a été jusqu'ici. Une seule contre-indication nous paraît exister : une gangrène trop étendue portant sur l'anse entière ; car les tissus voisins ne permettent pas alors d'obtenir un affrontement qui ne diminue pas d'une façon trop sensible le calibre de l'intestin. Nous avons déjà indiqué que ces cas graves pourraient nécessiter simplement l'anus contre nature.

§ III. — *Entérorraphie immédiate après entérectomie*

Nous avons vu, en faisant l'historique de l'anus contre nature que la première observation d'entérectomie suivie d'entérorraphie pour gangrène herniaire remontait à Ramdohr, en 1730. Mais c'est surtout depuis la méthode antiseptique que cette opération a été essayée et pratiquée d'une façon systématique. Nous avons noté les observations de Kocher, les procédés de suture de Czerny, de Gussenbauer, les statistiques de Mikulicz. Les nombreuses observations publiées jusqu'ici permettent suffisamment de juger la valeur de ce procédé.

Le manuel opératoire se compose de trois temps que nous décrirons séparément.

Premier temps. — Excision et résection des bouts de l'intestin, du mésentère.

L'anse intestinale ayant été dégagée de sa constriction et attirée en dehors, on fera saisir par les mains d'un aide le bout supérieur et le bout inférieur de l'intestin, de façon à empêcher les matières de sortir par la lumière intestinale et d'infecter la plaie et le péritoine. Cette compression par les mains, moins aveugle et plus douce que les compressions faites par des instruments, nous semble supérieure à ce dernier procédé. Qu'il nous suffise de dire que Thiersch emploie une pince à polype dont les mors ont été auparavant garnis d'un tube de caoutchouc, que Makins, Bergmann préconisent des clamps spéciaux plus ou moins avantageux.

L'excision doit porter en tissu sain, en dehors des zones même suspectes. On pratique ensuite l'excision d'un segment triangulaire du mésentère correspondant à la portion réséquée de l'intestin. Il faudra avoir soin de ne pas tirailler les deux cylindres ainsi séparés pour ne pas amener sur le bord un décollement du mésentère qui pourrait produire une gangrène ultérieure par suppression des vaisseaux nourriciers.

Quant à la direction à donner à la section, elle varie suivant les auteurs. L'entérorraphie circulaire, la première en date, semble devoir être généralement remplacée par d'autres méthodes : l'entérorraphie elliptique préconisée par M. le professeur Pollosson; l'entérorraphie circulaire avec fente longitudinale; l'entérorraphie longitudinale.

L'entérorraphie circulaire expose à un rétrécissement ultérieur. L'incision elliptique n'offre pas cet inconvénient.

On peut employer aussi la méthode préconisée par M. Chaput, au Congrès de chirurgie de 1891 : « On fait aux ciseaux, sur le bord convexe de chaque bout, une fente de trois centimètres environ. On arrondit les lambeaux ainsi formés en réséquant leur sommet pointu, ce qui donne à la fente la forme d'un losange. »

L'entérorraphie longitudinale consiste à exécuter sur chacun des deux bouts, réunis par deux plans de sutures séro-séreuses, une fente longitudinale de cinq à six centimètres. Les deux tubes sont ainsi réunis en un seul au niveau des deux incisions. On fait sur les lèvres postérieures une rangée de points muco-muqueux ; les antérieures sont réunies par trois plans de sutures muco-muqueuses, et deux rangées séro-séreuses (1).

Second temps. — Suture intestinale et suture du mésentère.

Ce temps se fera de la façon suivante. Comme instrument, une aiguille courbe ou mieux le Reverdin. Comme fils, le catgut, qui offre l'avantage de se résorber (catgut chromique stérilisé).

On fera tout d'abord la suture du mésentère en plaçant de chaque côté de sa ligne d'insertion un point de suture dont on surveillera avec soin la solidité ; c'est à ce niveau en effet que le plus souvent les sutures se sont montrées insuffisantes. A l'opposé du mésentère, un point de suture, puis un autre à chaque extrémité du diamètre perpendiculaire à ce premier. Cette disposition facilitera l'adaptation exacte des deux bouts de l'intestin par leurs points similaires.

La véritable suture de l'intestin commence à ce moment. Nous allons en énumérer les différents procédés.

Jobert de Lamballe pratiquait des sutures perforantes, qui devaient forcément livrer passage aux matières intestinales, et qui, pour cela, sont rejetées aujourd'hui.

(1) Thèse de Marix, Lyon, 1891.

C'est Lembert qui a préconisé la suture type, respectant la muqueuse (1).

Les procédés principalement employés sont les suivants :

1° Le procédé Czerny, mode de suture qui consiste à faire pénétrer l'aiguille à quelques millimètres du bord libre de la lèvre intestinale sectionnée, à traverser l'épaisseur de la séreuse et de la musculeuse sans toucher à la muqueuse, puis on suit un chemin inverse sur la lèvre opposée ;

2° Le procédé de Lembert, qui consiste à faire pénétrer l'aiguille à huit ou neuf millimètres du bord libre ; on chemine dans la musculeuse, en faisant ensuite ressortir la pointe à trois ou quatre millimètres plus loin sans atteindre la section intestinale ;

3° Le procédé Czerny-Lembert, consistant à alterner les deux genres de suture précédents ;

4° Le procédé de Gussenbauer, consistant à faire le Czerny-Lembert avec le même fil.

5° Le procédé de Woelfler. Suturer la muqueuse à part, et faire ensuite le Czerny-Lembert.

6° Le procédé de Rudygier, qui pratique avant le Czerny-Lembert une suture en surjet.

Le procédé employé par M. le D' Jaboulay dans les observations que nous citons est celui de Gussenbauer. « Cette suture paraît préférable à cause de sa simplicité et de sa rapidité d'exécution. Elle fait en un temps ce que le Czerny fait en deux temps, elle économise donc relati-

---

(1) Lembert : *Mémoire sur la réunion des plaies des intestins* (*Répertoire d'anatomie et de physiologie pathologiques*, 1826).

rement à celui-ci presque la moitié de la durée opératoire.
Cette considération a une grande valeur si l'on songe
que l'on s'adresse à des individus souvent déjà refroidis
et en collapsus (1). »

La suture séro-séreuse de Malgaigne, en bourse à
points séparés, est moins fréquemment employée que les
précédentes.

Vingt à quarante points de suture ont ordinairement
suffi pour obtenir la coaptation parfaite.

Troisième temps. — Réduction.

Rien de particulier à ce moment. Toilette de l'anse, et
terminaison de l'opération comme dans la cure radicale.

Quels sont les résultats de cette opération? La statistique la plus complète est celle de Mikulicz que nous
avons déjà citée en partie. On nous permettra de la
résumer dans le tableau comparatif suivant :

Première statistique de Mikulicz, 175 cas

		Décès	Guérisons	Mortalité
Anus contre nature..	91	71	22	76,6 0/0
Entérorraphies avec résection.............	64	32	32	50 0/0

Deuxième statistique personnelle de Mikulicz

		Décès	Guérisons	Mortalité
Anus contre nature..	7	7	0	100 0/0
Entérorraphies avec résection.............	21	7	14	33 0/0

(1) Jaboulay : *Lyon Médical*, 1891.

De nombreux cas ont été publiés depuis, et cette opération est devenue courante en chirurgie.

Delbet (*Gaz. Hôpitaux*, 1893) cite trois cas avec deux guérisons. Dans le troisième cas la mort est survenue par congestion pulmonaire. La suture était intacte.

Nous relatons dans nos observations cinq observations de résection intestinale, avec trois guérisons. Parmi les deux cas de mort, nous trouvons un décès par péritonite; le dernier, par gangrène pulmonaire, plusieurs semaines après l'opération; le malade était guéri de ses accidents herniaires. Aussi pouvons-nous enregistrer le cas comme un succès opératoire (*Voir obs. I, II, III, IV et V*).

Deux reproches doivent être adressés à cette opération : sa difficulté et sa longueur.

Le premier est sans importance; il suffira de quelques séances à l'amphithéâtre pour acquérir une habileté manuelle suffisante.

La longueur opératoire est un reproche bien autrement grave, et contre-indique cette opération dans tous les cas où le sujet, profondément déprimé ou dans le collapsus, ne pourrait supporter le schock opératoire.

Quand l'état général est resté bon, c'est au contraire une opération bonne, bien supérieure, croyons-nous, à l'anus contre nature : « On s'imagine communément, dit Delbet, que les résections et les sutures intestinales sont d'une extrême gravité. C'est là un reliquat des idées d'autrefois dont il faut se débarrasser. Les sutures intestinales étaient graves surtout parce qu'elles se font dans le péritoine. Comme toutes les autres opérations intra-péritonéales, elles ont bénéficié de l'antisepsie. Une suture intestinale bien faite et portant sur l'intestin grêle est une opération en elle-même bénigne. Quant aux difficultés techniques, elles sont réelles ; il faut que le chirurgien y soit rompu. »

§ IV. — *Méthode mixte de Bouilly*

L'idée de l'entérorraphie consécutive ou en deux temps remonte à Louis (1). Cet auteur, tout en admettant la possibilité de l'opération de Ramdohr, pensait que le rétablissement de la continuité de l'intestin ne devait être tenté qu'au bout d'un certain temps, afin « de laisser à l'intestin, rempli de matières, le temps de se dégorger. »

Ce furent Bouilly et Assaky qui érigèrent cette idée en méthode (2). Ces auteurs ont proposé de ménager dans la suture une petite ouverture destinée à servir de soupape de sûreté en formant une fistule stercorale que l'on doit fermer par une seconde entérorraphie.

Barette (Th. Paris, 1883) préconise également cette opération, ainsi que Woelfler, Berger (3).

Nous n'avons pas à insister sur le manuel opératoire qui se fera comme dans la méthode précédente, en se contentant de suturer les trois quarts de la circonférence intestinale, et de fixer les bords de l'orifice aux bords de l'orifice et aux lèvres du sac dont on aura réséqué la plus grande partie possible.

Ce procédé, malgré la vogue dont il jouit encore,

(1) Louis : *Mém. de l'Acad. de chir.*, 1757.
(2) Bouilly et Assaky : *Revue de chir.*, 1883.
(3) Berger : *Traité de chirurgie.*

paraît ne devoir être qu'un procédé de transition, ayant l'avantage de ne pas infecter le péritoine, mais présentant les inconvénients de la résection intestinale (longue durée de l'opération) joints à ceux de l'anus contre nature.

§ V. — *Entéro-entérostomie par le bouton de Murphy.*

Le bouton de Murphy est un appareil destiné à anastomoser les cavités viscérales sans avoir recours aux sutures. Peu employé jusqu'ici, du moins en France, dans le traitement des gangrènes intestinales, il a donné d'excellents résultats dans les différentes anastomoses intestinales ou gastro-intestinales. La simplicité de son emploi, le peu de temps qu'il faut pour le placer sont des avantages incontestables qui méritent d'attirer l'attention sur ce procédé. Nous éliminerons d'une façon absolue tout ce qui n'a pas trait au point de vue tout spécial de l'emploi du bouton de Murphy dans les gangrènes herniaires.

On sait que l'idée des anastomoses viscérales sans suture date de Denans qui, en 1826, faisait construire un bouton employé avec succès chez l'homme par Guersant.

En 1887, Senn, de Chicago, pratiquait, à l'aide de plaques d'os décalcifié, des anastomoses viscérales. La méthode fut détrônée, en 1892, par le bouton de Murphy qui est d'un usage plus facile que les plaques de Senn. Employé d'abord pour des gastro-entéro-anastomoses par Murphy, Terrier, Richelot, Quénu, il n'a été appliqué que depuis peu de temps aux résections intestinales. Les observations sont déjà nombreuses à l'étranger. Un seul cas existe en France, à notre connaissance, celui du Dr Villard, publié le 30 mars 1895 dans la *Gazette hebdomadaire de Médecine et de Chirurgie*. On trouvera dans nos observations, à côté de ce cas publié *in extenso*, deux nouvelles observations inédites, l'une du Dr Jaboulay, la seconde du Dr Villard.

Après avoir décrit le bouton de Murphy et les modifications qu'on lui a fait subir, nous parlerons des résultats de la méthode et discuterons les objections qui lui ont été faites.

Description des différents boutons. — Nous n'insisterons pas sur le bouton de Denans, relégué aujourd'hui dans les collections d'instruments antiques, constitué essentiellement de deux viroles d'argent, de forme et de dimensions semblables qui réunissent entre elles une troisième virole en acier, sorte de feuille d'acier enroulée sur elle-même et formant ressort. Avec une pince spéciale, on augmente son enroulement et on l'introduit, ainsi diminuée de volume, dans chacune des viroles d'argent. En enlevant la pince, le cylindre d'acier se déroule et *fixe* les viroles.

Nous empruntons à M. Guillemain (1) la description suivante du bouton de Murphy :

Ce bouton se compose de deux pièces percées d'un canal central et destinées à s'emboîter l'une dans l'autre. Chaque pièce se compose d'une partie élargie appelée

---

(1) Guillemain ; *Gaz. hebd. de méd. et de chir.*, 1895.

cupule, sur laquelle vient s'implanter une partie rétrécie : la tige. Le diamètre de l'une des tiges (pièce mâle) est tel qu'elle puisse entrer exactement dans le canal dont est creusée l'autre tige (pièce femelle).

La pièce femelle, la plus simple, offre à considérer sa cupule et sa tige. La cupule présente une face extérieure régulièrement convexe, une face intérieure concave, se continuant l'une avec l'autre par un rebord mousse et large. La cupule est percée d'un orifice sur la périphérie duquel vient s'implanter la tige. Cette tige, deux fois plus longue que la cupule, est en partie logée dans la concavité de cette dernière, en partie en dehors d'elle. Elle présente une face extérieure lisse, une face intérieure creusée d'un pas de vis qui la parcourt dans toute son étendue. De ses deux extrémités, l'une est libre, l'autre est adhérente à la cupule. Enfin, cette dernière est creusée de quatre petits orifices de 5 millimètres de diamètre; ils sont destinés à jouer un rôle de drainage.

La pièce mâle se distingue de la précédente par sa tige. Plus longue d'environ un tiers, d'un diamètre un peu plus petit, elle n'a pas de pas de vis. Près de son extrémité libre, elle est percée de deux orifices circulaires situés l'un en face de l'autre; ils livrent passage à deux petits crochets dont la concavité regarde du côté de la cupule. Ces crochets sont montés sur deux lames formant ressort qui sont adossées au canal central de la tige, le parcourant dans toute son étendue et se soudant à lui au point où il se continue avec la cupule. En exerçant une légère pression sur les crochets, on les fait rentrer dans la tige; mais, grâce à l'élasticité de la lame qui les supporte, ils ressortent dès qu'ils sont abandonnés à eux-mêmes.

A la pièce mâle est annexée une bague qui glisse librement dans l'intérieur de la cupule.

Pour articuler les deux pièces du bouton de Murphy, il suffit d'introduire l'extrémité interne de la tige mâle dans l'extrémité interne de la tige femelle, de saisir entre le pouce et l'index les deux cupules et d'appuyer. A un moment donné, la bague vient au contact de la cupule femelle; si l'on continue à appuyer, cette bague s'enfonce dans la cupule mâle en même temps que l'élasticité du ressort est mise en jeu.

Les deux pièces sont mises solidement en contact : une traction, même énergique, ne saurait les séparer, grâce à l'engrènement des crochets de la pièce mâle dans le pas de vis de la pièce femelle; il faut les dévisser, ce qui est un grave inconvénient au cours d'une opération.

Murphy a fait construire trois boutons de 27, 25 et 21 millimètres de diamètre. Celui qu'on emploie pour les sutures intestinales est le bouton moyen de 25 millimètres.

L'un des grands reproches faits au bouton de Murphy est la grosseur de ses dimensions. M. le docteur Villard a fait fabriquer un bouton plus petit avec quelques modifications. M. Villard en donne la description suivante :

Ce bouton se compose de deux pièces pouvant s'articuler l'une avec l'autre, la branche femelle et la branche mâle.

Chacune des moitiés est constituée par un anneau métallique d'une largeur variable suivant le numéro considéré et d'une épaisseur de deux millimètres environ. Sur la pièce femelle, cet anneau se continue à l'une de ses extrémités avec un deuxième anneau concentrique à lui, mais plus long, revêtant la forme d'un véritable cylindre à la face interne duquel est creusé un pas de vis permettant l'articulation avec la branche mâle. Ce cylindre sert, en outre, de lumière centrale à l'appareil pour le passage des liquides intestinaux. C'est sur lui qu'on vient serrer la tranche de section d'un des bout de l'intestin. La pièce mâle présente, au lieu de ce cylindre central, une série de languettes-ressorts, disposées circulairement et dont les griffes terminales peuvent venir, lors de l'articulation, se fixer au niveau des rainures du pas de vis de la pièce femelle.

Les modifications principales consistent surtout dans l'agrandissement très marqué de la lumière centrale, et dans l'existence, sur la circonférence des anneaux, de larges orifices qui pourront s'opposer à l'obstruction intestinale quand par suite d'un mouvement de rotation l'axe de la lumière centrale du bouton ne correspondra plus à l'axe de l'intestin.

Le bouton employé par le docteur Villard pour les résections intestinales a 23 millimètres de diamètre, dimensions qui permettent au bouton de s'éliminer sans difficulté, comme l'ont démontré ses expériences personnelles.

M. le docteur Destot a également fait faire un bouton modifié qu'il nous reste à décrire (1).

Il se compose, dit-il, de deux anneaux de 25 millimètres de diamètre extérieur, donnant une lumière de 15 millimètres, sa hauteur est de 12 millimètres; il ne s'oppose pas au passage des matières fécales. Son poids de 18 grammes favorise encore sa chute.

La fermeture se fait au moyen d'aiguilles et de tubes

---

(1) Destot : *Archiv. prov. de Chir.* 1894.

à ressort ; chaque moitié d'anneau est hermaphrodite et porte quatre aiguilles et quatre tubes alternes disposés en couronne, à égale distance les uns des autres.

Un bourrelet extérieur favorise l'adossement séro-séreux. Une aiguille d'un côté entre dans un tube du côté opposé, et il suffit d'en avoir trouvé un pour que tous les autres se correspondent.

Comment se fait la fermeture ? Tout est dans la forme de l'aiguille. Celle-ci présente une gorge dans laquelle se loge le ressort du tube ; quand celui-ci est engagé, il ne peut revenir de lui-même, et, d'autre part, lorsqu'on ferme, son extrémité vient buter contre un taquet d'arrêt qui limite ainsi la compression de l'intestin.

Pour mettre l'anneau en place, on introduit une des moitiés d'anneau dans le calibre de l'intestin ; on rabat le bord libre sur les aiguilles, et on estampe, soit avec un tampon de coton, soit avec un morceau de gutta. On fait de même pour l'autre côté ; puis, on rapproche les parties bien parallèlement. Une simple pression, et la fermeture est complète.

Pour l'ouvrir, il suffit d'un coin d'ivoire mousse que l'on insinue sur tout le pourtour progressivement, forçant successivement chaque ressort qui cède ainsi, alors que si l'on tire sur tout le pourtour en même temps on ne peut ouvrir l'anneau.

Les expériences faites par M. Destot sur les cadavres et sur les chiens ont donné d'excellents résultats.

Manuel opératoire. — Nous n'insisterons pas sur le premier temps, la section intestinale, qui doit être faite circulairement.

L'entérectomie une fois faite, on place sur tout le pourtour de la tranche de section une suture continue en surjet, à cheval sur la muqueuse et la séreuse. Les deux extrémités du fil permettent alors de serrer en bourse l'intestin et de le fixer sur le cylindre central ou sur les languettes d'une des moitiés intestinales. On fait la même manœuvre sur chacun des deux bouts. On articule alors les deux moitiés du bouton en engrenant la pièce mâle et la pièce femelle. M. Chaput recommande de serrer d'une façon peu énergique, de peur de couper les tuniques intestinales. M. le Dr Villard recommande au contraire un serrage énergique, en en donnant les raisons suivantes : « Il est de toute utilité, dit-il, que la portion d'intestin ou de muqueuse gastrique saisie entre les mors de l'appareil soit mortifiée dans un délai assez rapide, car c'est de cette mortification que dépend la libération du bouton et son expulsion au dehors. Si cette libération ne se produit pas, il va se faire au niveau du point anastomosé des ulcérations qui pourront parfaitement arriver à la perforation. C'est ce mécanisme qu'il faut invoquer, croyons-nous, dans les cas de mort par péritonite avec perforation au bout de plusieurs jours, que l'on a rapportés à la Société de chirurgie, citons notamment les deux cas de M. Demons, de Bordeaux. D'autre part, quelle que soit la pression employée, il faut au moins cinq à six jours pour que la section des tuniques intestinales soit effectuée ; ce temps est largement suffisant pour créer des adhérences solides et même, dans un de nos faits expérimentaux, l'élimination eut lieu le cinquième jour sans que le chien présentât aucun accident. Sacrifié quelque temps plus tard, il existait une anastomose parfaite (1). »

(1) Villard : *Gaz. hebd. de méd. et chir*, 1895.

M. Quénu (1) a soutenu une opinion analogue et conseille de serrer le bouton le plus possible. Il conseille en outre, pour éviter l'épanchement du contenu intestinal, d'obturer avec un bouchon le canal central de chaque pièce jusqu'au moment de l'articulation.

L'ensemble de ces manœuvres est excessivement rapide, nécessitant de cinq à dix minutes seulement. Il ne reste plus alors qu'à rentrer l'intestin en débridant au besoin l'anneau herniaire pour livrer passage à l'anse suturée.

Les suites sont ordinairement simples. Deux accidents peuvent survenir : la péritonite, la non-élimination du bouton.

Des cas de péritonite ont été signalés par Demons, Liebwicz, Meyer, Chaput, mais pour d'autres opérations que celles dont nous avons à parler ici.

Il peut arriver aussi que le bouton ne soit pas éliminé. Des expériences intéressantes faites par M. Chaput à ce sujet doivent nous arrêter un instant (2).

Les dimensions du bouton type de Murphy sont les suivantes :

Petit bouton....	diamètre	21	millimètres
»	circonférence	66	»
Moyen bouton .	diamètre	25	»
»	circonférence	78,5	»
Gros bouton....	diamètre	27	»
»	circonférence	85	»

Les dimensions de l'intestin varient suivant les points. La valvule iléo-cœcale n'est pas le point le plus étroit ;

(1) Quénu : *Soc. de chir.*, 21 novembre 1891.
(2) Chaput : *Rech. expér. sur le bouton de Murphy*, 1891.

c'est le dernier mètre de l'intestin grêle. Le calibre intérieur de l'intestin non insufflé, d'après MM. Chaput et Lenoble, est de 41, 27, 26, 45, 37, 27, 21 millimètres en allant du duodénum à la valvule.

Les chiffres représentant le calibre extérieur de l'intestin insufflé sont, toujours de haut en bas, 100, 70, 73, 68.

Le calibre intérieur approximatif de l'intestin insufflé est, en tenant compte des valvules conniventes de 5 à 7 millimètres de hauteur, d'après Sappey, de 70, 40, 43, 38.

Ces dimensions ne permettraient donc pas le passage du bouton le plus petit si l'intestin n'était extensible, surtout sur le vivant.

Dans une première série d'expériences faites par MM. Chaput et Lenoble, sur 12 expériences, 10 fois le gros bouton n'a passé qu'avec la plus grande difficulté à travers l'intestin grêle; 2 fois son passage a été impossible.

Dans une seconde série de 24 expériences, il y a eu pour le petit bouton 3 arrêts absolus, 6 passages très difficiles avec insufflations fortes et pressions énergiques et 15 passages faciles.

M. Chaput en conclut que l'emploi des gros et moyen boutons de Murphy est imprudent quand ils doivent traverser l'intestin grêle. Le petit bouton lui-même pourra s'arrêter *à la fin* de l'iléon.

Nous n'insisterons pas sur les nombreuses expériences faites sur les animaux. Dans celles de M. Chaput, il eut 4 guérisons et 4 morts. M. le D' Villard eut, sur 7 cas, 6 guérisons et une mort accidentelle. Le point le plus important démontré par toutes les expériences, c'est l'absence de rétraction cicatricielle.

Les morts obtenues sont peut-être dues à des imperfections opératoires d'une méthode qui est encore à la période de tâtonnements.

Résultats de la méthode. — *Statistique.* — L'application de la méthode Murphy aux gangrènes herniaires a donné jusqu'ici de brillants résultats. Le dernier mot n'est certes pas encore dit. On inventera peut-être des instruments plus perfectionnés, résorbables, qui ne risqueront pas d'amener une obstruction consécutive.

Murphy a fait huit fois la résection de hernies gangrenées avec application du bouton anastomotique. Il a été imité par un grand nombre de chirurgiens américains, Walker, Royers, Willis Andrews. Toujours il y a eu guérison. Un seul malade de Murphy, atteint de hernie ombilicale, est mort de péritonite antérieure à l'opération.

Bush cite aussi un cas personnel avec guérison (1).

Wiener (2) rapporte dix nouvelles observations. Sur dix cas, dix guérisons.

En France, la première opération fut faite par le D' Villard le 10 janvier 1895. Nous en ajoutons deux nouveaux cas, l'un du D' Villard, le second dû au D' Jaboulay, que nous publions dans nos observations (*Voir obs. XI, XII et XIII*).

Bien qu'il soit encore impossible de donner une opinion fixe sur la valeur de cette méthode, on ne peut s'empêcher de remarquer les résultats obtenus jusqu'ici, en espérant que l'attention des chirurgiens se portant sur ce procédé, ou puisse avoir bientôt une statistique plus concluante.

(1) Bush : *Case of resection of intestine, with approximation of the divided ends by means of Murphy's button. The Lancet,* 6 avril 1895.

(2) Wiener : *Murphy's Anastomosenknopf und seine Leistungen. Centr. f. Clin.,* 1895, n° 5

CHAPITRE IV

Paralysies intestinales

Il arrive assez fréquemment qu'après le taxis ou même après la kélotomie, les accidents de vomissements et d'obstruction intestinale persistent. Souvent ces phénomènes s'amendent peu à peu ; et le cours des matières et des gaz se rétablit plus ou moins vite. Dans certains cas, rares il est vrai, les accidents persistent, nécessitant une intervention chirurgicale.

Au cours de la kélotomie, la paralysie intestinale se reconnait facilement, à ce que l'intestin reste étranglé malgré le débridement. En général, il suffit d'un peu de massage intestinal pour voir l'intestin reprendre sa forme normale. Dans un cas intéressant que nous donnons dans nos observations, le pseudo-étranglement paralytique avait persisté plusieurs jours après l'opération ; et, six jours après, M. le docteur Jaboulay était obligé de faire une seconde intervention : il fallut un massage prolongé de l'intestin pour amener la disparition de l'étranglement.

M. Jaboulay pense que dans ces cas où l'étranglement

persiste sur l'intestin malgré les manœuvres d'excitation on ferait mieux de faire immédiatement le Heinecke-Mikulicz. Cette opération immédiate serait peut-être préférable à la laparatomie secondaire avec massage de l'anse.

Dans les cas ordinaires, ce sera une excellente précaution de malaxer l'anse avec les doigts en faisant passer les matières d'un bout dans l'autre de façon à prévenir la paralysie possible.

CONCLUSIONS

1. — Les gangrènes et les sections limitées que peut présenter une anse intestinale étranglée sont justifiables de l'entéroplastie. C'est seulement dans les sections ou les gangrènes étendues qu'on peut discuter l'entérorraphie circulaire ou l'opération de Murphy.

2. — Dans les sections et gangrènes étendues, l'anus contre nature semble devoir être réservé aux cas où il existe un phlegmon stercoral.

3. — L'entérorraphie séro-séreuse, avec invagination des portions malades de l'anse, paraît être une bonne méthode, simple, qui n'exige pas l'emploi d'un appareil spécial, par conséquent partout applicable.

4. — Le procédé mixte de Bouilly semble être un procédé de transition, donnant une fausse sécurité, appelé sans doute à disparaître.

5. — L'entérectomie suivie d'entérorraphie immédiate est l'opération idéale, mais difficile, longue et périlleuse, contre-indiquée absolument quand l'état général est trop grave.

6. — L'opération de Murphy est une opération facile, rapide, à ce point de vue supérieure à l'entérorraphie ; mais elle lui est inférieure par l'appareil qu'elle nécessite et les inconvénients possibles de cet appareil.

7. — Pour prévenir la paralysie intestinale, il faut toujours faire le massage de l'anse au cours de la kélotomie.

OBSERVATIONS

OBSERVATION I

Due à l'obligeance de M. le Dr Jaboulay

Hernie crurale droite étranglée ; gangrène intestinale. — Résection intestinale suivie d'enterorrhaphie longitudinale. — Mort.

Hernie crurale droite étranglée depuis quatre jours, volumineuse, irrégulière, parallèle à l'arcade, dans le pli de l'aine, grosse comme un poing.

Incision. — Issue d'un liquide verdâtre, putride, à odeur infecte.

L'anse de l'intestin grêle, noire, couleur de gangrène ; cependant sous l'influence de l'irrigation, il se fait quelques points de vascularisation.

En arrière de l'intestin grêle, on trouve le prolongement iléo-cœcal adhérant au sac. M. Jaboulay le libère et le réintègre.

Résection de dix centimètres d'intestin. Suture de Gussenbauer précédée de l'entérectomie longitudinale, plus facile que la circulaire.

La malade est morte trois jours après sans avoir présenté de vomissements.

Autopsie. — Péritonite septique avec un peu de pus au niveau de la résection.

On trouve quelques perforations, produites peut-être par les fils qui avaient été mis au niveau d'une fistule pathologique et qui avaient été perforants.

OBSERVATION II

Due à M. le Dr Jaboulay

Etranglement intestinal. — Hernie crurale gauche avec gangrène de l'anse très fortement pincée. — Résection intestinale avec entérorraphie. — Guérison.

Homme de 78 ans.

L'étranglement date de quatre jours.

Tumeur dans la région crurale, d'une sonorité spéciale. La peau est un peu rouge.

Incision au-dessus de la tumeur. Section du ligament de Gimbernat, puis débridement du collet qui étrangle aussi. Immédiatement l'anse s'affaisse. Elle présente une plaque feuille morte ayant huit centimètres de long sur deux centimètres de large. Elle est entourée de congestion veineuse noire.

Il n'y a pas de pus.

A l'ouverture du sac, il n'y a qu'un liquide sanguinolent.

On fait une résection étendue de 10 centimètres, portant surtout sur le bord supérieur plus congestionné.

Suture de Gussenbauer, consolidée avec des points de Lembert. Une veine piquée par l'aiguille laisse couler beaucoup de sang ; l'hémorrhagie est difficile à arrêter.

Guérison.

OBSERVATION III

Due à M. le Dr Jaboulay

Hernie inguinale droite congénitale, étranglée et perforée datant de dix jours. — Guérison

Jeune homme de 20 ans, porteur d'une hernie congénitale droite.

Le phénomène d'étranglement date d'une dizaine de jours.

Résection intestinale suivie d'entérorraphie. Faite par M. le Dr Jaboulay.

Guérison après 15 jours de fistule stercorale.

OBSERVATION IV
Personnelle

Hernie crurale droite étranglée depuis dix jours — Résection intestinale avec entérorraphie circulaire. — Guérison.

C..., Jean, âgé de 60 ans, tonnelier, homme actif, travailleur, intrépide, n'a jamais été malade. Son père, mort à 81 ans, avait contracté une hernie dans les dernières années de sa vie.

A la fin du mois de juillet 1891, en déchargeant du fourrage, il fut pris subitement de violentes douleurs dans l'abdomen, en même temps qu'apparaissait une tumeur à la région inguinale droite de la grosseur du poing. A partir de ce moment, le malade n'eut plus de selles, puis survinrent les vomissements alimentaires et fécaloïdes.

Suivant la négligence habituelle aux gens de la campagne, je ne fus appelé à voir le malade que très tard, le neuvième jour de l'étranglement.

Vu le long espace de temps qui s'était écoulé depuis le début des accidents, et craignant la gangrène, je m'abstins de pratiquer le taxis. Le pouls était petit ; les extrémités froides.

J'expédiai immédiatement le malade à l'Hôtel-Dieu où il fut reçu dans le service de M. le professeur Poncet, et opéré d'urgence par M. le Dr Jaboulay, qui a bien voulu nous donner sur l'opération les renseignements suivants :

« La peau était rouge et œdématiée ; il n'y avait pas de signes de péritonite. Etat général bon.

« A l'incision, le sac dégageait une odeur infecte, il était sphacélé. Son contenu était gélatineux, tremblotant, au fond était une partie d'anse intestinale pincée latéralement, elle était rouge ; lorsqu'on tirait sur elle on faisait sourdre des matières dans la plaie. Le ligament de Gimbernat fut débridé, puis le sac et le péritoine, plus profondément situé, attirés au dehors. A ce moment l'anse se montre circulairement coupée en deux endroits sur deux centimètres chacun. Je réséque dix centimètres sur le bout supérieur qui est le plus malade et deux sur le bout inférieur. Je fais la suture de Gussenbauer et réintègre complètement. Le bout inférieur avait été agrandi par une incision longitudinale.

« Dès le lendemain, le malade demandait à manger. La température reste normale. Le malade quitte le service quinze jours après l'opération complètement guéri. »

Actuellement, trois ans et demi après l'opération, on trouve la cicatrice de l'opération, et en dehors une hernie crurale grosse comme la moitié d'un œuf.

Cet homme se livre aujourd'hui aux travaux les plus pénibles ; il digère bien, n'a aucune espèce de coliques. On ne remarque aucune induration au niveau de la région opérée.

OBSERVATION V

Due au Dr Jaboulay

Hernie crurale droite étranglée. — Gangrène intestinale. — Résection et entérorraphie. — Mort par gangrène pulmonaire (salle Saint-Louis, nº 8, entré le 7 août 1890.)

Homme de 40 ans, présentant une hernie crurale droite étranglée depuis trois jours, et qui avait été fortement taxifiée.

Depuis quatre ans, elle sortait régulièrement.

Les douleurs sont vives, la peau rouge.

L'état général est resté bon.

Incision au niveau de la tumeur. On trouve du pus autour du sac et dans sa cavité. L'intestin est gangrené, et des taches blanches le criblent comme les trous d'une pomme d'arrosoir. Il s'exhale une odeur infecte analogue à celle des péritonites par perforation.

Résection de 12 centimètres environ d'intestin, et réunion des deux bouts par la suture de Gussenbauer. Comme le bout inférieur est très étroit, on le fend en long sur la face convexe dans l'étendue nécessaire pour une coaptation parfaite.

L'opération dura une heure; à la fin le malade avait pris le hoquet. Pendant trois jours le ventre resta ballonné, et le malade accusa des coliques. Puis le calme s'établit, le malade put boire et manger; cependant de temps en temps il reprenait des coliques et de la diarrhée.

Trois semaines après, il accusait un point douloureux à droite, à la base du thorax. Depuis lors, il se mit à tousser et à cracher; et deux mois après la résection intestinale, il succombait à une gangrène du poumon droit.

A l'autopsie, le poumon était gris, parcouru par de gros lymphatiques, semé de fragments nécrosés verts et faciles à détacher, il nageait dans une cavité de pus.

L'anse intestinale, au niveau de la résection, était parfaitement saine et sans inflammation. Des adhérences les réunissaient à la paroi et à une autre anse; cette portion d'intestin grêle qui lui était fixée par des fausses membranes n'était autre que la continuation vers le bout inférieur de l'anse suturée. En incisant celle-ci, on voit un léger relief formé par la suture des parois; les fils de soie sont encore intacts à la place où ils ont été mis. On peut voir aussi que l'extrémité libre des fils qui réunissaient les faces mésentériques des anses plongent dans la lumière de l'intestin; c'est qu'à ce niveau la suture a été faite de l'intérieur à l'extérieur, ce qui était plus commode que de suturer de l'extérieur à l'intérieur en faisant le renversement des anses.

OBSERVATION VI

Dr Jaboulay

Hernie crurale gauche étranglée et perforée depuis huit jours.
Suture sans résection. — Mort

Femme de 50 ans.

La hernie se réduit facilement après débridement du ligament de Gimbernat.

M. Jaboulay a l'idée heureuse d'attirer au dehors l'anse qui est rentrée dans le ventre.

Elle est perforée par section sur les 2/3 de sa circonférence. Épiplocèle adhérente à l'anse d'intestin grêle.

Au lieu de réséquer, on suture les lèvres de la perforation.

Pour rentrer l'anse, il faut débrider sur l'arcade crurale. Une petite artère est sectionnée et liée.

Mort trois jours après.

A l'autopsie, péritonite septique dont le point de départ a dû être l'anse étranglée qui est noirâtre.

OBSERVATION VII

Due au Dr Loison

Hernie gangrenée. — Entérorraphie avec invagination des plaques gangrenées. — Guérison

S..., serrurier, 50 ans.

Ancienne hernie inguinale droite, volumineuse, ayant donné déjà des phénomènes d'étranglement. Chaque fois, un médecin avait réussi à réduire.

Nouvel étranglement un mercredi soir; vains efforts du malade pour réduire sa hernie. Un médecin fait le jeudi matin de violents efforts de taxis, et applique de la glace. Nouveau taxis à midi; après chaque taxis, la hernie paraît augmentée de moitié.

Phénomènes généraux graves.

Kélotomie à 4 heures du soir. L'étranglement datait de vingt-quatre heures.

On trouve un sac contenant environ un verre de liquide mélangé de caillots volumineux. L'anse est ecchymosée sur toute sa surface et présente deux plaies à travers lesquelles on peut passer le pouce.

Je n'avais qu'un seul aide pour faire l'anesthésie, maintenir le malade et me passer les instruments. L'opération se faisait dans un endroit très sombre encombré de métiers à dévider, dans des conditions antiseptiques déplorables. Dans ces conditions, je n'osai pas tenter une résection de l'intestin, et au lieu de faire un anus contre nature, je préférai faire des points de chaque côté des plaies intestinales, de façon qu'en les serrant on constituait un pli longitudinal au fond duquel les plaies se trouvaient situées, avec leurs bords séreux adossés l'un à l'autre. Pour consolider le tout, j'essayai de placer une seconde rangée de fils qui auraient été des fils d'appui destinés à empêcher les trop fortes tractions sur la première ligne. J'y renonçai, car ces secondes sutures paraissaient abolir complètement le calibre intestinal.

L'opération une fois faite, l'intestin paraissait avoir sur une longueur d'une huitaine de centimètres le volume du petit doigt ; et je crois que sa lumière aurait à peine laissé passer un porte-plume. Malgré ces conditions très inquiétantes, j'opérai la réduction. Ligature et excision de la porte. Réunion complète de la peau sans drain.

Le malade prend dans la journée 8 centigrammes d'extrait thébaïque.

Suites très simples, les premiers gaz passèrent par l'anus environ vingt-cinq heures après l'opération. Pas de douleur ni de température. Premières selles cinq jours après.

Le malade s'est levé au bout de soixante-cinq jours, complètement guéri.

OBSERVATION VIII

Hernie crurale droite gangrenée. Phlegmon stercoral.
Résection intestinale. — Mort.

Hernie étranglée datant de 5 jours, entre à l'Hôtel-Dieu, opérée d'urgence par un chirurgien de garde.

Œdème de la peau, sonorité manifeste, signes indiquant la gangrène et la perforation. L'état général est bon. Le ventre est ballonné.

Opération : aspect feuille morte du sac, qui est entouré de pus ; son contenu est aussi purulent. En voulant libérer le sac

MARX.   7

tout autour, les intestins rentrent et un flot de pus et de matières stercorales s'épanche dans le péritoine. Laparotomie en prolongeant en haut l'incision ; lavage du péritoine.

On attire l'anse perforée ; elle a été sectionnée par le collet, mais des adhérences l'y fixaient avant sa réduction par les manœuvres de libération.

Résection plus étendue sur le bout supérieur que sur le bout inférieur. Suture circulaire.

Mort le lendemain matin, 12 heures après l'opération.

OBSERVATION IX

(Dr Jaboulay)

Parésie intestinale après opération de hernie étranglée.
Massage intestinal. — Guérison.

Il s'agit d'une femme opérée d'une hernie crurale droite étranglée.

Six jours après l'opération les vomissements persistaient. Pas de température.

Réouverture et laparotomie. L'anse étranglée vient facilement. Il y a encore la double stricture sans aucune tendance à la disparition. L'anse n'est pas pincée ; l'agent de l'étranglement est complètement levé.

Par la pression et la malaxation des intestins on fait passer les matières d'un bout à l'autre.

Débâcle le lendemain de cette nouvelle opération. Guérison.

OBSERVATION X

(Due à M. le Dr Jaboulay).

Hernie gangrenée. Entérorraphie sans résection. Mort.

Femme de 60 ans, opérée le 23 mars 1894. Hernie crurale.

Pendant l'opération, on trouve deux points de sphacèle aux deux extrémités de l'anse, mais sans gangrène de la partie intermédiaire.

Au lieu de réséquer l'anse entière, M. Jaboulay fait une incision parallèle à l'axe de l'intestin et perpendiculaire à la plaque (comme dans la pyloroplastie par le procédé Heinecke-Mikulicz). En suturant les extrémités de cette incision, il se forme un losange avec agrandissement du diamètre. On invagine les parties serrées, ce qui fait que si elles tombent ce sera dans l'intestin, et les surfaces séreuses seront ainsi accolées.

La malade mourut quelques heures après l'opération.

OBSERVATION XI

(Due à M. le Dr Villard.)

Hernie gangrenée. Résection intestinale : bouton de Murphy-Villard. Guérison.

X...., âgée de 56 ans, entre à l'hôpital de la Croix-Rousse, service de M. Vallas, le 10 janvier 1893, atteinte d'une hernie crurale étranglée depuis six jours. Il s'agit d'une hernie crurale étranglée du volume d'un œuf de poule, présentant tous les caractères de l'étranglement vrai : état général grave.

En l'absence de M. Vallas, la kélotomie est pratiquée à 7 heures du soir, par M. Villard.

Opération. — Anesthésie à l'éther. Précautions antiseptiques ordinaires. L'incision des parties molles ne présente rien de particulier. A l'ouverture du sac épanchement hématique, de coloration douteuse, laissant percevoir une odeur putride spéciale, manifeste. L'anse intestinale étranglée offre une coloration feuille morte typique, pas de perforation pourtant. Après débridement de l'anneau, on constate que le maximum des lésions porte sur la convexité de l'anse plutôt qu'au niveau du sillon. La paroi intestinale est très amincie, flasque, friable, en imminence de perforation. La création d'un anus contre nature ou une résection intestinale s'imposent. Malgré l'état sérieux de la malade, M. Villard se décide, vu la possibilité de pratiquer rapidement la résection de l'anse gangrenée au moyen du bouton anastomotique, à cette dernière intervention.

L'anse intestinale étant largement attirée au dehors, après avoir fait refluer les matières dans un des bouts par des pressions méthodiques, un aide comprime l'intestin entre deux de ses doigts et l'on fait en plein tissu sain une section transversale au-dessus du point gangrené ; rapidement, au moyen d'une aiguille à main, on passe, sur tout le pourtour de la tranche de section, un fil de soie faufilé en surjet ; une des branches du bouton anastomotique étant introduite ensuite dans la lumière intestinale, on serre le fil en surjet, fixant ainsi d'une façon définitive la pièce métallique. Manœuvres identiques pour le bout inférieur.

Après ligature du coin mésentérique, on pratique l'ablation de l'anse gangrenée, et l'articulation des deux moitiés du bouton anastomotique ne présente aucune difficulté. L'adossement des séreuses est parfait sur tout le pourtour. Pas d'hémorrhagie ; les matières passent librement du bout supérieur dans le bout inférieur.

Lavage à l'eau bouillie du sac et de l'anse anastomosée qu'on rentre ensuite dans l'abdomen. Cette réintégration demande un débridement assez large de l'anneau, le diamètre du bouton employé dans ce cas étant de 23 millimètres.

Ligature et extirpation du sac. Sutures cutanées. Pansement.

11 janvier. — Nuit très bonne, les vomissements ont complètement cessé. État général bien meilleur, la malade ne présente pas de choc. Pas de selles, mais émissions abondantes de gaz. Pas de douleur dans l'abdomen. Température rectale, 38° 1.

12 janvier. — Persistance d'un bon état général. Pas de ballonnement du ventre. Une petite selle. Température, 37° 8.

13 janvier. — La malade commence à s'alimenter un peu ; toujours bon état général.

18 janvier. — État général parfait, cicatrisation de la plaie cutanée, quelques selles.

20 janvier. — La malade éprouve quelques malaises, quelques nausées, constipation, symptômes vagues d'obstruction intestinale ; mouvement fébrile léger, 38° 5. On pense que l'élimination du bouton est en train de se faire.

23 janvier. — Les phénomènes légers d'obstruction intestinale, plus accentués hier, tendent à disparaître. Un purgatif huileux a été donné, il a produit plusieurs selles.

24 janvier. — La malade a éliminé ce matin son bouton anastomique. État général excellent.

1er février. — La malade va aussi bien que possible ; appétit normal, selles régulières ; elle va quitter l'hôpital.

OBSERVATION XII

(M. le Dr Jaboulay)

Hernie gangrenée. — Bouton de Murphy. — Mort

Bonnefon, de Claveyson (Drôme) envoyé à l'Hôtel-Dieu de Lyon par M. le Dr Pangon, avec les renseignements suivants :

« Hernie inguinale gauche n'ayant jamais été maintenue par un bandage. Étranglement remontant à quinze jours. Intervention d'un confrère trois jours après. La hernie est réduite aux trois quarts. Le malade est soulagé pendant trois ou quatre mois. Réapparition dans la suite des phénomènes d'étranglement. Néanmoins, une purgation donnée a pu traverser en partie. Émission de vent par l'anus. Malgré cela, le malade continue à vomir. »

Le malade est opéré d'urgence par M. Jaboulay. Ventre plat ; hernie plate. État général grave. Pas de voix ; elle est éteinte.

Hernie en symphyse pariétale et viscérale. Pas de liquide. Gangrène de la muqueuse (odeur infecte à l'incision de l'anse réséquée), rien ne le faisait soupçonner.

Bouton de Murphy.

Mort le lendemain avec continuation des accidents.

Rien à l'autopsie. Le bouton a bien tenu.

OBSERVATION XIII

(Dr Villard)

Hernie gangrenée. — Bouton de Murphy-Villard.

B..., 50 ans, salle Sainte-Anne, n° 11, entrée le 21 juin 1895.

Hernie étranglée depuis 36 heures. Vomissements fécaloïdes, Langue rôtie. État général mauvais.

22 juin. — Opération par le Dr Villard.

On trouve une gangrène du pédicule, occupant la demi-circonférence.

On applique le bouton de Villard de 23 millim.

23 juin. — Langue se dépouille. Plus de vomissements. Les gaz passent par l'anus.

24 juin. — Premières selles. État général s'améliore.

26 juin. — Plusieurs selles dans la journée. La malade n'a pas encore éliminé son bouton.

L'état général est aussi bon que possible.